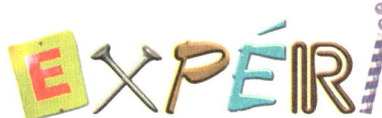

味道情报员

[法]戴尔芬·葛林堡/著
[法]马克·布塔旺/绘
孙　静/译

天津出版传媒集团
新蕾出版社

绿色印刷　保护环境　爱护健康

亲爱的读者朋友：

　　本书已入选"北京市绿色印刷工程——优秀出版物绿色印刷示范项目"。它采用绿色印刷标准印制，在封底印有"绿色印刷产品"标志。

　　按照国家环境标准（HJ2503-2011）《环境标志产品技术要求　印刷　第一部分：平版印刷》，本书选用环保型纸张、油墨、胶水等原辅材料，生产过程注重节能减排，印刷产品符合人体健康要求。

　　选择绿色印刷图书，畅享环保健康阅读！

北京市绿色印刷工程

图书在版编目（CIP）数据

味道情报员 /（法）葛林堡著；（法）布塔旺绘；孙静译. -- 天津：新蕾出版社，2016.8（2017.9重印）
（科学帮帮忙）
ISBN 978-7-5307-6341-4

Ⅰ.①味… Ⅱ.①葛… ②布… ③孙… Ⅲ.①味觉-少儿读物 Ⅳ.①R339.13-49

中国版本图书馆 CIP 数据核字(2015)第 287583 号

Édition originale: EXPERIENCES A DEGUSTER
Copyright 2004 by Editions Nathan / Cité des Sciences et de l'Industrie, Paris-France
Simplified Chinese Translation Copyright © 2016 by New Buds Publishing House (Tianjin) Limited Company
ALL RIGHTS RESERVED
津图登字：02-2014-352

出版发行	天津出版传媒集团 新蕾出版社
e-mail	newbuds@public.tpt.tj.cn
	http://www.newbuds.cn
地　　址	天津市和平区西康路 35 号(300051)
出 版 人	马梅
电　　话	总编办(022)23332422 发行部(022)23332679　23332677
传　　真	(022)23332422
经　　销	全国新华书店
印　　刷	北京盛通印刷股份有限公司
开　　本	880mm×1230mm　1/20
印　　张	2
版　　次	2016 年 8 月第 1 版　2017 年 9 月第 3 次印刷
定　　价	20.00 元

著作权所有·请勿擅用本书制作各类出版物·违者必究，如发现印、装质量问题，影响阅读，请与本社发行部联系调换。
地址：天津市和平区西康路 35 号
电话：(022)23332677　邮编：300051

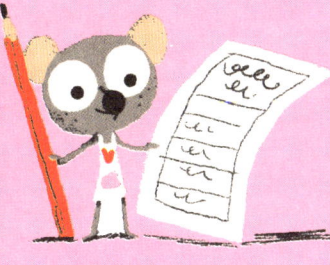

目 录

你是贪吃的小朋友吗？你好奇心强吗？……………4
对不对，你说呢？……………6
试试这些绝妙的吃法……………7
品尝神秘的食物……………12
你能喝出水的不同味道吗？……………14
品尝自制的巧克力……………16
做一个无糖蛋糕……………19
制作糖果……………22
大挑战：在黑暗中品尝美食！……………25
当你吃东西的时候会发生什么？……………29
如果你绝食……………32
什么都可以吃吗？……………35
动物怎么选择它们的食物？……………37
猎豹糟糕的一天……………38

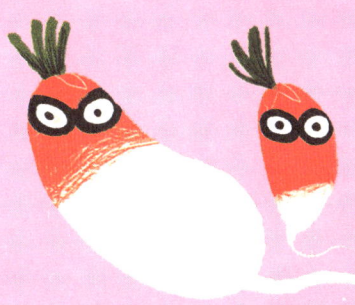

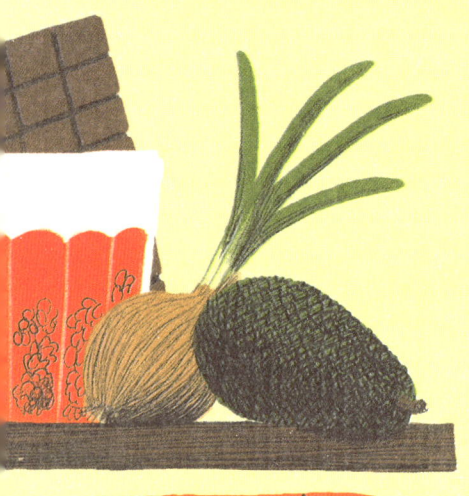

你是贪吃的小朋友吗?
你好奇心强吗?

如果你点头的话,那这本书就是为你设计的。
你可以通过很多真正的科学实验来品尝美食,
这些实验操作简单、趣味十足。
你甚至可以边吃饭边做实验。
如果能让爸爸妈妈或小伙伴和你一起做实验,
一定会更加有趣!

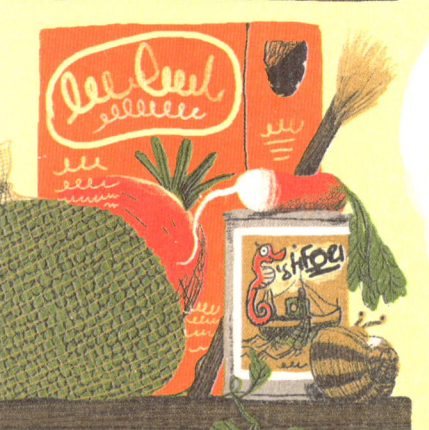

我喜欢美食,特别是我爱吃的食物!

这是米洛,它喜欢做实验。
快听听它的建议吧!

米洛的惨痛经历

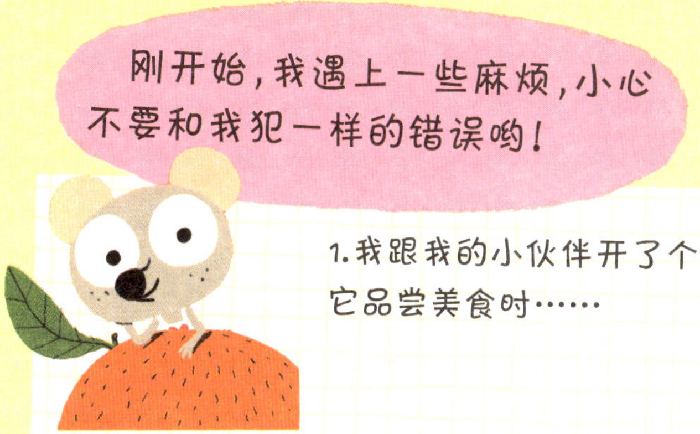

> 刚开始,我遇上一些麻烦,小心不要和我犯一样的错误哟!

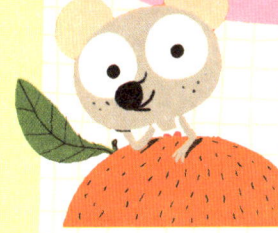

1. 我跟我的小伙伴开了个玩笑,当它品尝美食时……

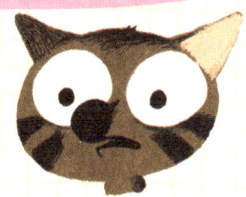

> 阿嚏!你给我放胡椒啦!

挑选一些真正美味的食物,否则你的小伙伴不会再相信你了。

2. 我把自己最喜欢的毛衣弄上了很多污渍。

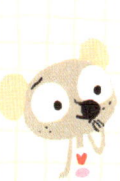

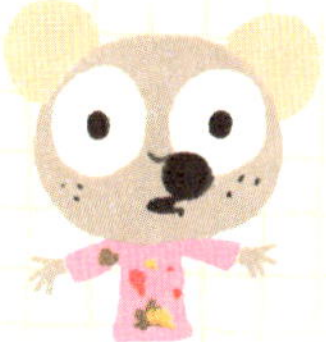

系上围裙,洗干净手,在容易清洗的地方做实验。

3. 我想自己用大刀切东西。

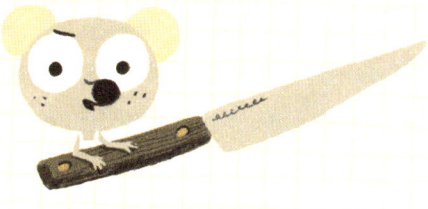

当遇到切东西、加热食物等一些危险的实验步骤时,向大人求助。

4. 我把东西都乱糟糟地堆在那儿,爸爸妈妈很不高兴。

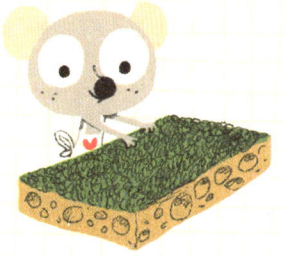

实验结束后别忘了收拾干净,这样爸爸妈妈也会爱上你的小实验!

对不对，你说呢？

1. 有些人吃毛毛虫。
   √ ×

2. 老鼠喜欢吃苦的东西。
   √ ×

3. 五百年前，法国国王用手指吃饭。
   √ ×

4. 在英国，吃兔肉是件令人吃惊的事。
   √ ×

5. 在世界各国，人们吃的东西都一样。
   √ ×

6. 我们需要通过鼻子辨别不同的味道。
   √ ×

7. 身体的每个部位都需要食物。
   √ ×

8. 如果三天不吃饭，我们会感到饥饿。
   √ ×

9. 血液在整个身体内传送食物。
   √ ×

答对 0~5 道题
不错哟，这些问题对大人来说都不容易呢！不过，只要跟着这本书一起做实验，你很快就能回答这些问题啦！

数数看答对几道题？
（答案请见下一页。）

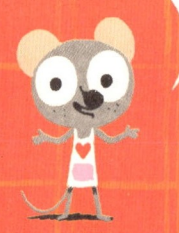

答对 6~9 道题
太棒啦！你是个了不起的美食家！

试试这些绝妙的吃法

吃有很多不同的讲究。试试以下几种不同的吃法,感受一下。你可以和家人一起准备食物,再一起品尝。记录下你们的品尝结果吧!

实验报告 1

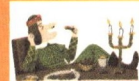

像国王一样用三根手指进餐

你需要:
- 一碗汤
- 放在面包片上的热菜(比如土豆泥、豌豆泥、肉等)
- 每人一大片面包
- 每人一把餐刀

不许用盘子、勺子或叉子。

品尝结果	味 道
1号品尝人	
2号品尝人	
3号品尝人	
4号品尝人	

在空格里填写分数,最高10分,比较一下大家评的分数,一样吗?

1 像国王一样用三根手指进餐

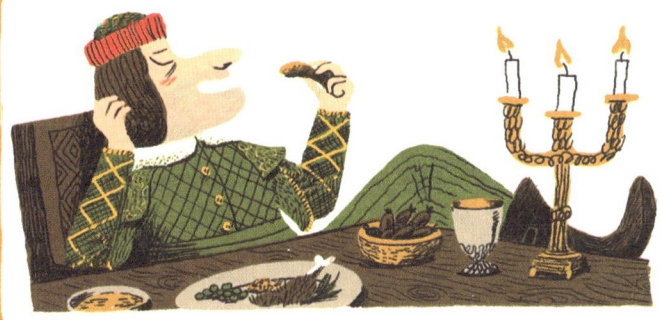

五百年前,法国国王用三根手指进餐,所有人都模仿他。那时候还没有叉子、勺子和盘子,人们会把剩下的食物放在一大片面包上,餐后把面包给狗吃。他们还会舔着喝碗里的汤。

2 像日本人一样吃饭

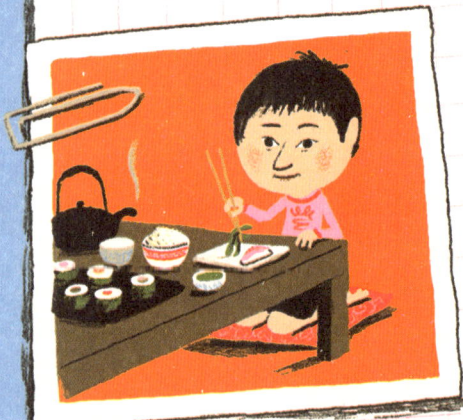

在传统的日本家庭中，大家都跪在矮桌子旁用餐。

日本人的食物有米饭、生鱼片、海菜和切成段的蔬菜。人们不用刀叉吃饭，而用两根筷子。你想像日本人一样吃饭吗？

实验报告 2

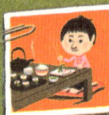

像日本人一样吃饭

你需要：

- 每人一碗米饭
- 调味的酱油
- 几碟黄瓜、胡萝卜和生鱼片
- 几杯清茶

摆餐：

在一张矮桌子上准备饭菜，桌边地面上铺好保护膝盖的垫子，把所有的饭菜一起放在桌子上。

品尝结果	
	味 道
1号品尝人	
2号品尝人	
3号品尝人	
4号品尝人	

在空格里填写分数，最高10分，比较一下大家评的分数，一样吗？

实验报告 3

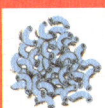 品尝蓝色的意大利面

你需要：

- 意大利面
- 亚甲蓝（能在药店买到，千万不要用墨水）

准　备：

在煮面的水中（大概2升）滴八到十二滴亚甲蓝，然后按平常的方法煮熟面条。

有时吃完这种面，我们的尿会呈蓝色。别担心，没有关系。

品尝结果	
	味　道
1号品尝人	
2号品尝人	
3号品尝人	
4号品尝人	

在空格里填写分数，最高10分，比较一下大家评的分数，一样吗？

3 品尝蓝色的意大利面

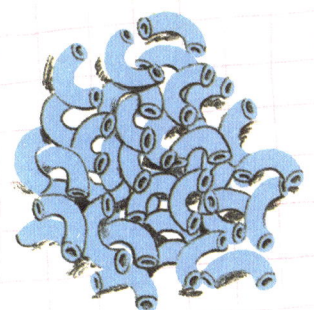

蓝色的意大利面会不会很美味呢？

不一定。食物的颜色很重要，我们有时能通过颜色看出来食物是不是美味。然而，当它们真正的颜色被一些奇怪的颜色代替，我们就看不出来了！你想尝尝蓝色的意大利面吗？

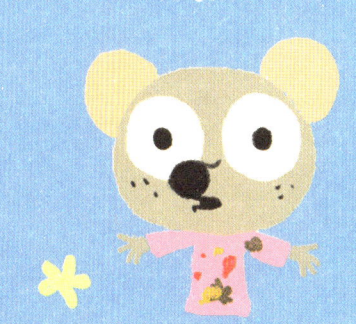

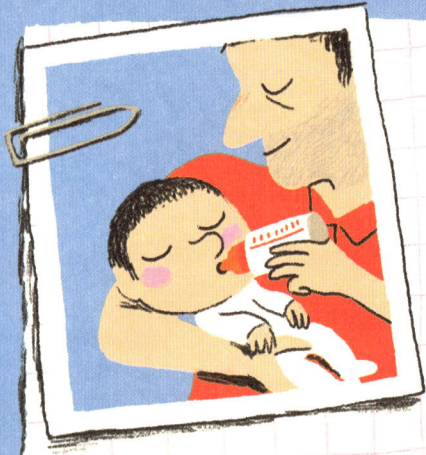

4 像小宝宝一样吃饭

小宝宝还不会拿餐具，也不能嚼东西，因为他没有牙齿。

我们用奶瓶喂他奶和水，用勺子喂他蔬菜泥。当吃到一些没有吃过的东西时，他也许还会做鬼脸。有些宝宝喜欢吃酸酸的柠檬哟！你想像小宝宝一样吃饭吗？

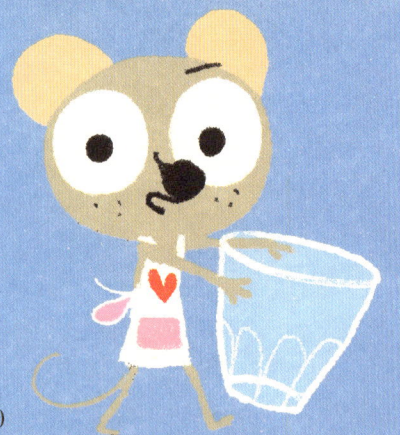

实验报告 4

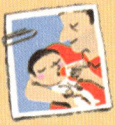

像小宝宝一样吃饭

你需要：

- 一个奶瓶
- 一碗蔬菜泥和一把勺子
- 婴儿围嘴儿

像小宝宝一样靠在别人怀里吃饭吧！

品尝结果	
	味 道
1号品尝人	
2号品尝人	
3号品尝人	
4号品尝人	

在空格里填写分数，最高10分，比较一下大家评的分数，一样吗？

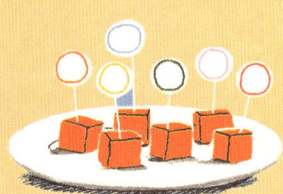

混合风格的大餐

意大利面很美味，
巧克力也是。
但为什么没有巧克力味道的意大利面呢？
因为我们饭菜里放的东西，
以及进食的次序，
都是按照习惯进行的。
你想打破惯例做一顿混合风格的大餐吗？

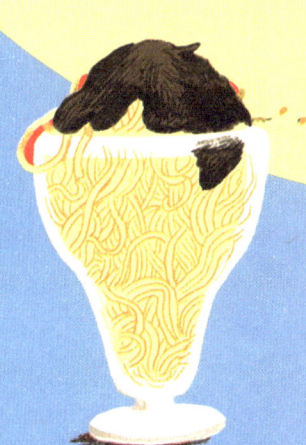 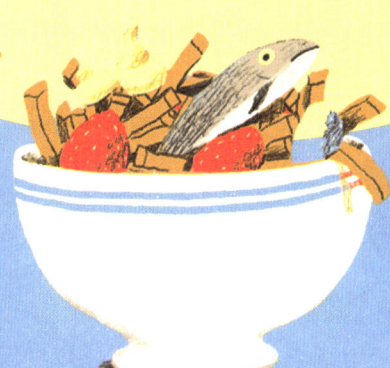

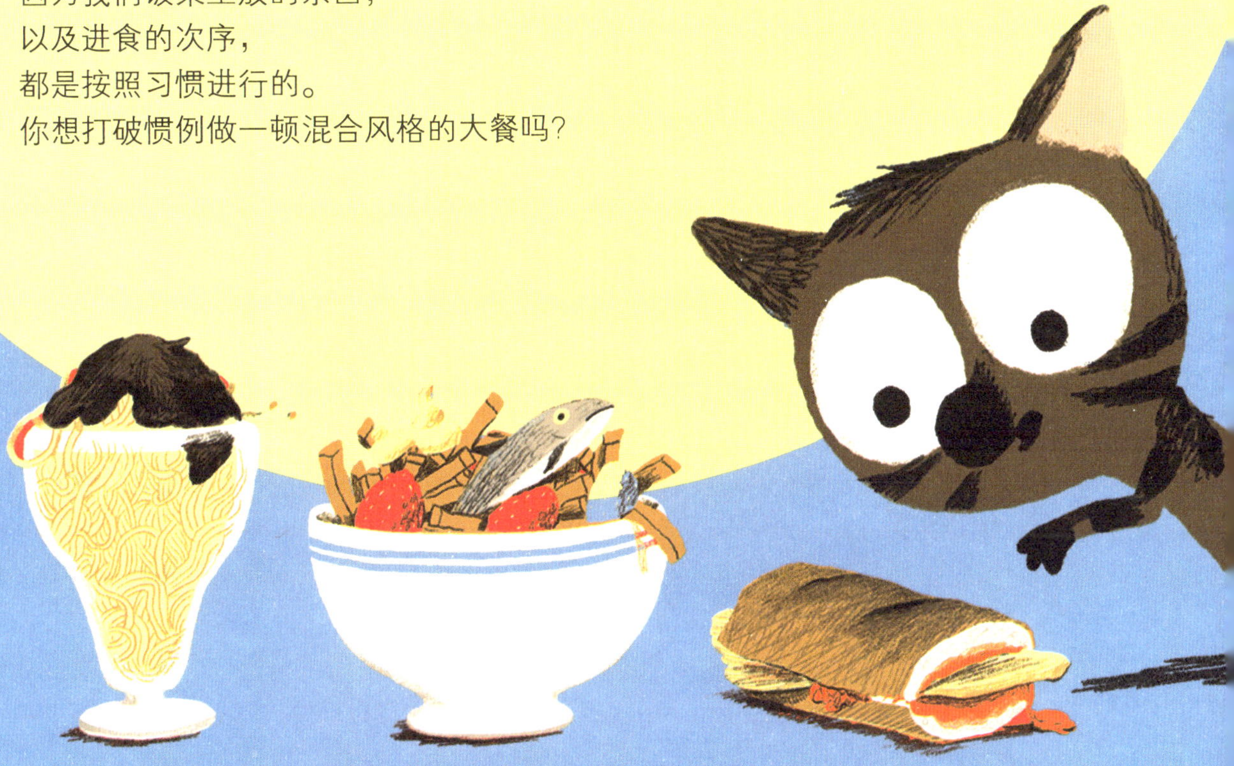

头盘：

巧克力意大利面

主菜：

沙丁鱼
草莓味薯条

甜品：

鸡肉酸奶
谷物三明治

品尝神秘的食物

你能品尝出切成小块的食物是什么吗?

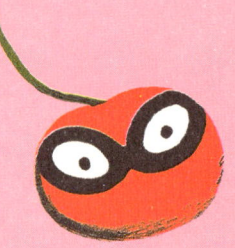
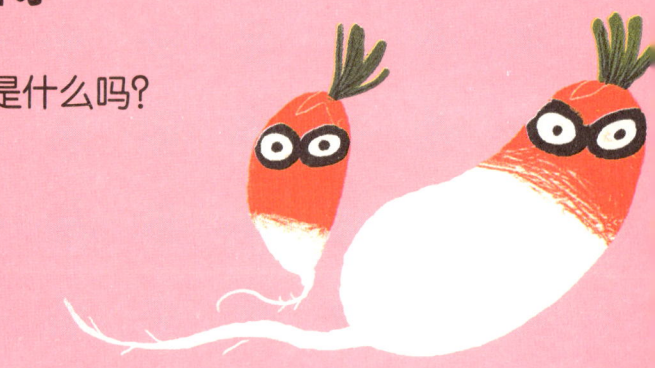

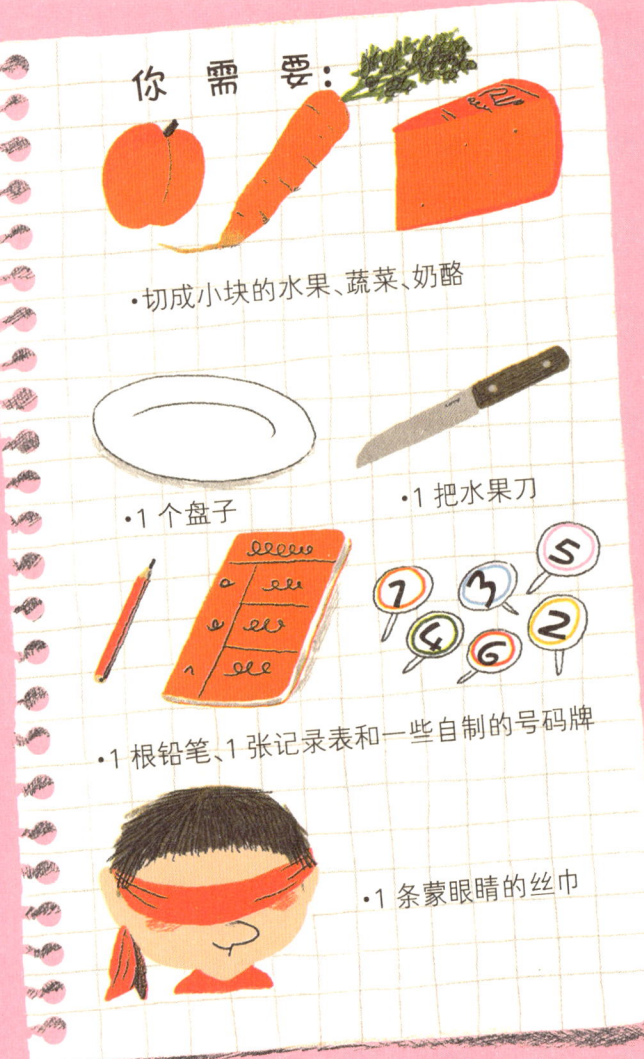

- 切成小块的水果、蔬菜、奶酪
- 1 个盘子
- 1 把水果刀
- 1 根铅笔、1 张记录表和一些自制的号码牌
- 1 条蒙眼睛的丝巾

来玩玩看吧!

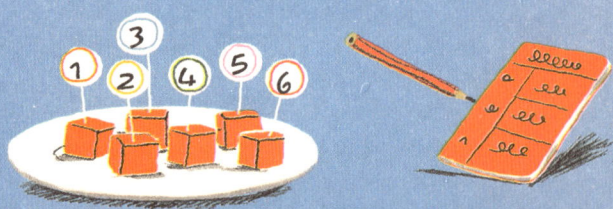

1. 做准备的人将各种食物切成小块,分别插上号码牌,并把食物的名称记录下来以防忘记。

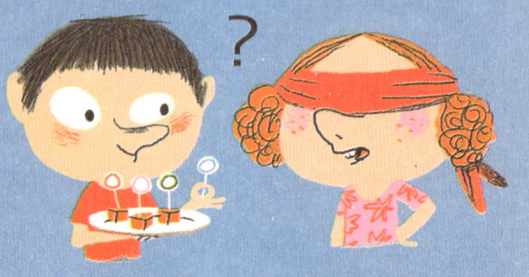

2. 用丝巾蒙住品尝人的双眼,让她分别品尝不同的食物,并猜一下食物的名称。把她猜的名称和记录下来的名称对比一下吧。

如果你换一种方式再做一次呢？

把块状的食物由颗粒状的食物代替，比如盐、糖、面粉、可可粉、杏仁粉等。通过摸、嗅、尝来辨别它们。

品尝记录表

记下品尝人的姓名，以及他们认出的食物。

	1号品尝人	2号品尝人	3号品尝人	4号品尝人	5号品尝人
号码牌 1					
号码牌 2					
号码牌 3					
号码牌 4					
号码牌 5					
号码牌 6					
号码牌 7					
号码牌 8					

你能喝出水的不同味道吗?

你能辨别出同样味道的两杯水吗?

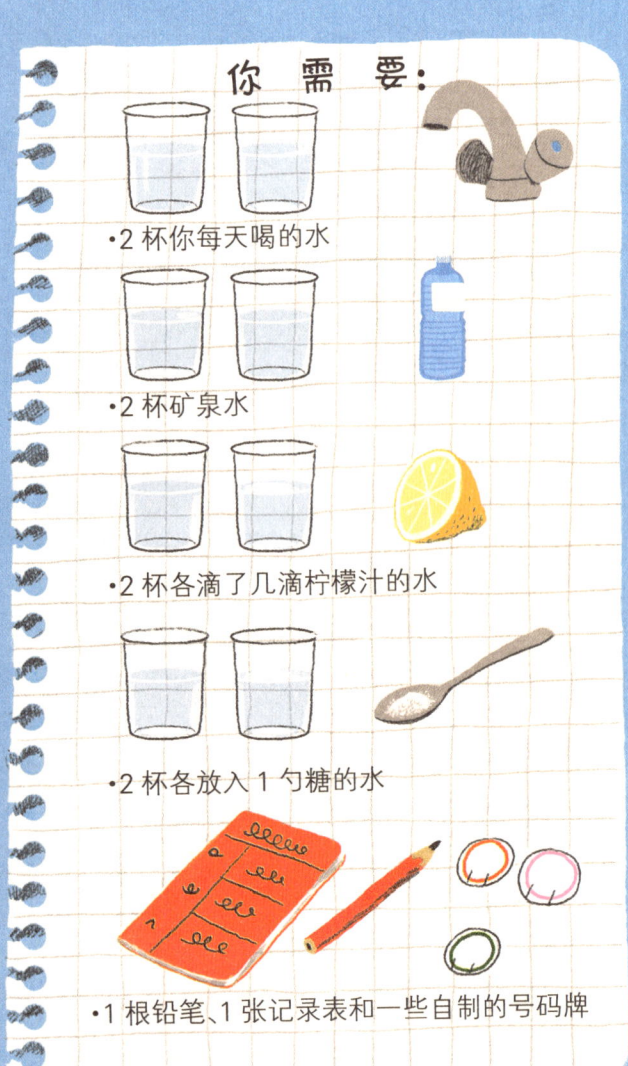

你需要:
- 2 杯你每天喝的水
- 2 杯矿泉水
- 2 杯各滴了几滴柠檬汁的水
- 2 杯各放入 1 勺糖的水
- 1 根铅笔、1 张记录表和一些自制的号码牌

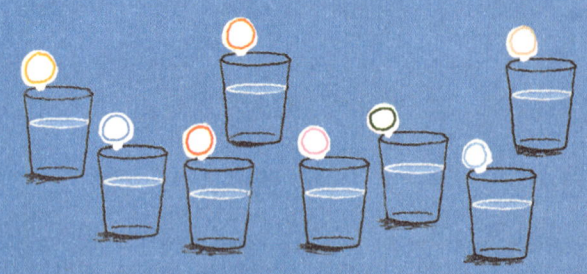

1. 准备的人先在每个杯子上都放一个号码牌,记录好对应的水后,把水杯混放。

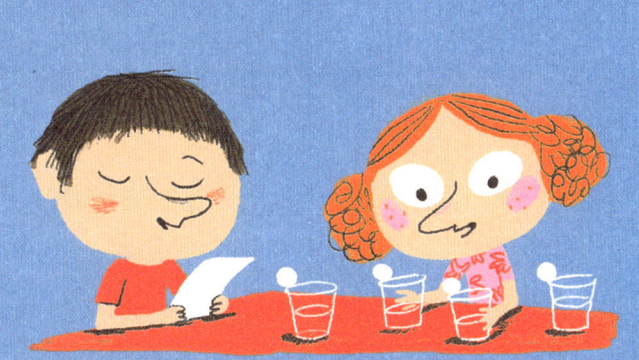

2 品尝的人试着通过观察和品尝把两杯一样的水找到。准备的人负责把结果和刚才的记录进行比较。

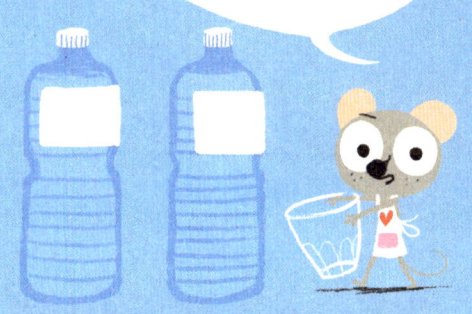

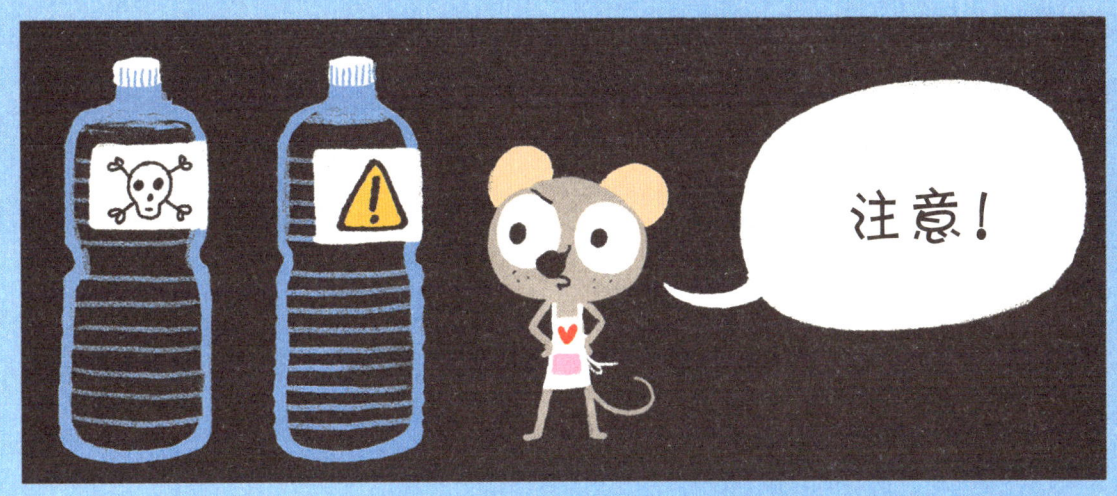

在没有得到爸爸妈妈许可的情况下,小朋友们不能随意喝瓶装的液体。有一些透明的类似水的液体是危险的毒药,如漂白水、三氯乙烯等。

品尝自制的巧克力

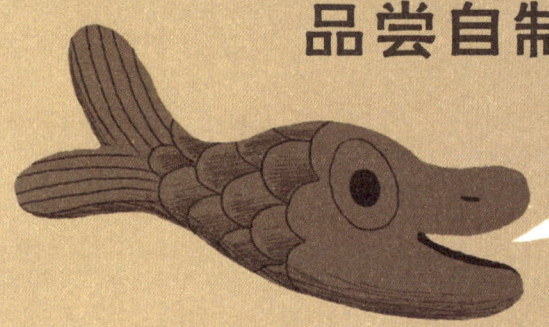

把苦的可可粉变成香甜润滑的巧克力。

你需要：

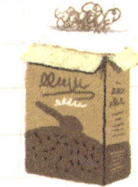
- 可可粉

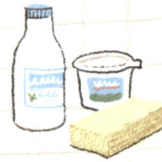
- 一些可以把可可粉做成面团的食材：牛奶、黄油、新鲜奶油

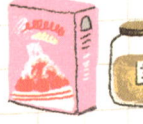
- 一些可以使面团变甜的调料：蜂蜜、糖

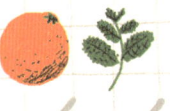
- 一些可以使面团变香的调料

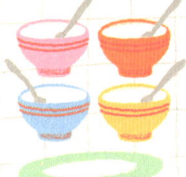
- 4个小碗、4个咖啡勺和1个漂亮的盘子

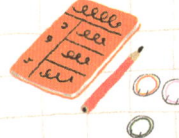
- 1支铅笔、1张记录表和一些自制的号码牌

来玩玩看吧！

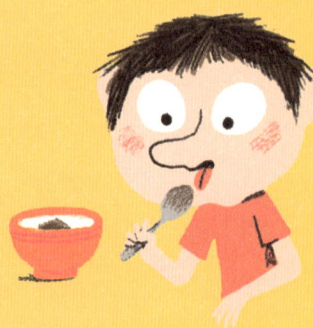

1. 放一咖啡勺的可可粉在小碗里，尝一尝。不好吃吧？

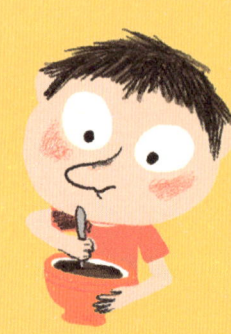

2. 慢慢加入可以使可可粉变成面团的食材并搅拌。记录放入的量。

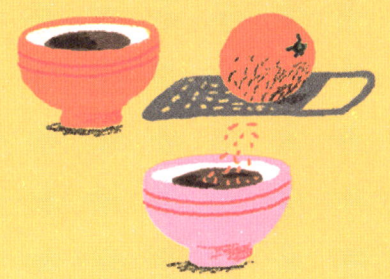

3 加入一些使面团变香和变甜的调料。每次少放一些,搅拌后尝一尝。记录放入的量。

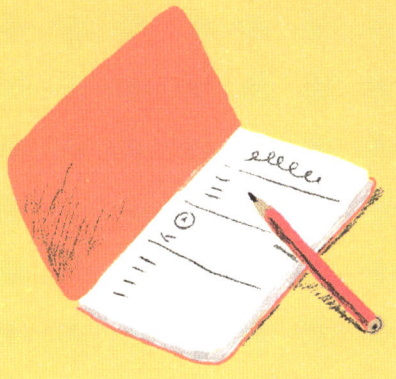

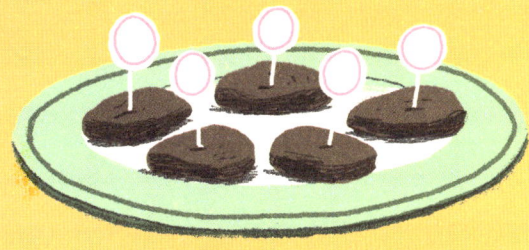

4 你的巧克力做好了吗?记好你的配方吧!

5 把巧克力放在漂亮的盘子里,把号码牌插在上面并让爸爸妈妈尝一尝。

可可粉真难吃呀!

你不喜欢吃纯可可粉,但是你喜欢吃巧克力吧?这太正常了,因为可可粉是苦的,连动物都不喜欢苦的味道。大自然中,大部分有毒的食物都是苦的。不过,人类能在苦的可可粉中加入配料,做成美味的巧克力。看一下买来的巧克力外包装上的配料成分表吧!

巧克力配方

姓名:

配料:

米洛巧克力的特殊配方

2 咖啡勺可可粉
1 勺鲜奶油
半勺黄油
半勺牛奶
2 勺甘蔗汁
一些核桃仁
蜂蜜

这是我制作过的最美味的食物啦

做一个无糖蛋糕

想象一下家里没有糖了,可你又想做一个蛋糕,怎么办呢?
这时,你可以利用其他食物里含有的糖分。
找找看,你能用什么代替糖呢?

来玩玩看吧!

1. 把面粉、鸡蛋、黄油、酵母粉和代替糖的食物放进面盆中,搅拌均匀。

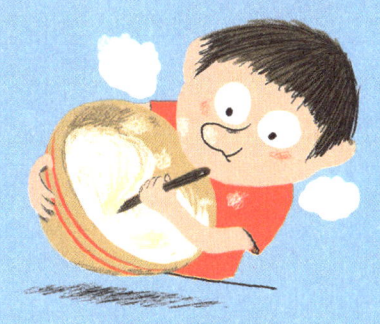

2. 把面团倒进涂满黄油和面粉的模具中。

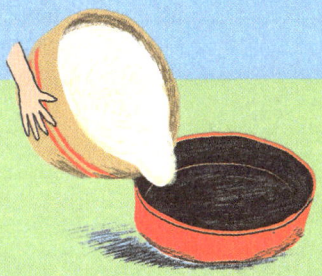

3. 把模具放进烤箱中,设置为200℃,烤二十五分钟。

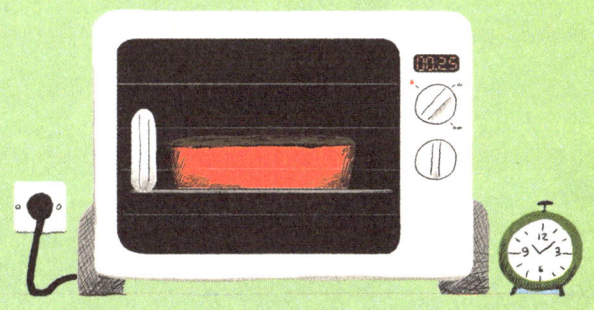

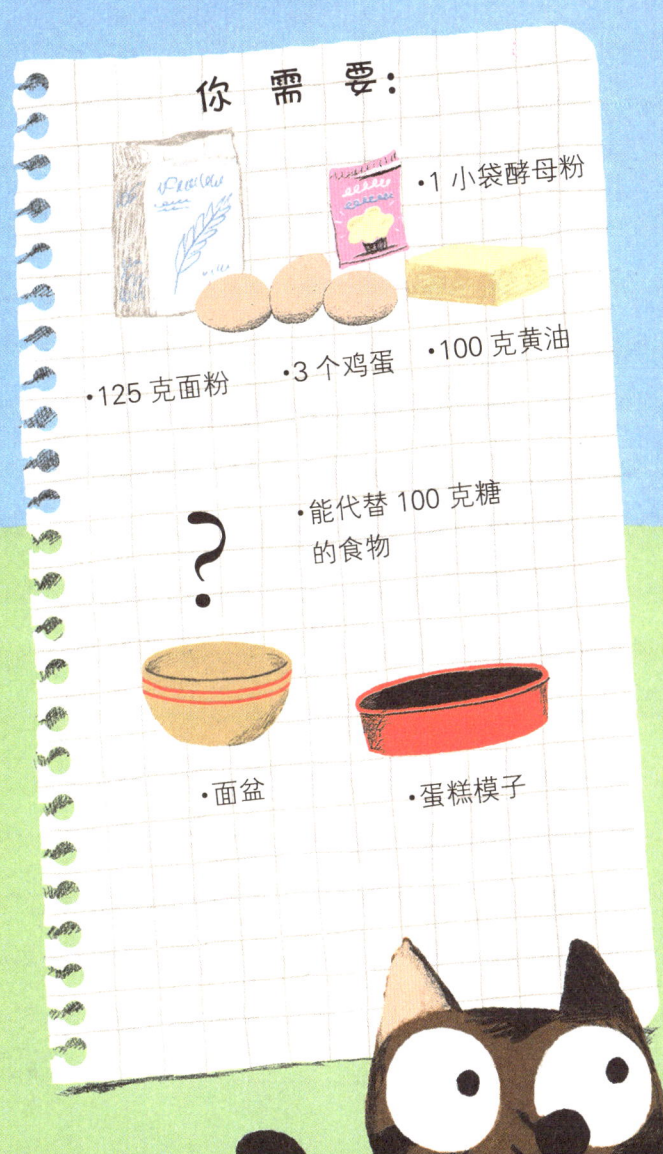

你需要:
- 125克面粉
- 3个鸡蛋
- 1小袋酵母粉
- 100克黄油
- 能代替100克糖的食物
- 面盆
- 蛋糕模子

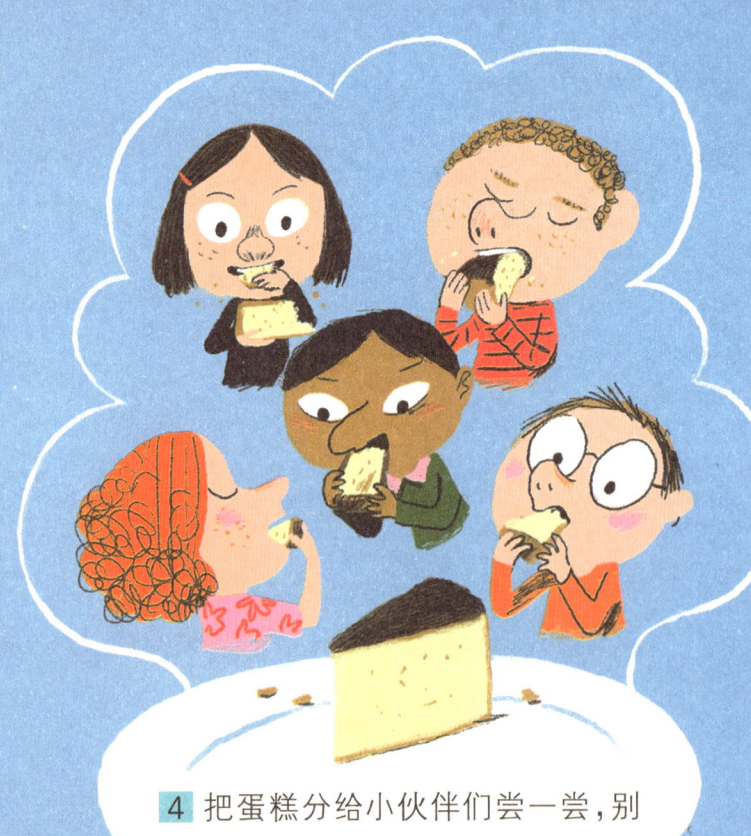
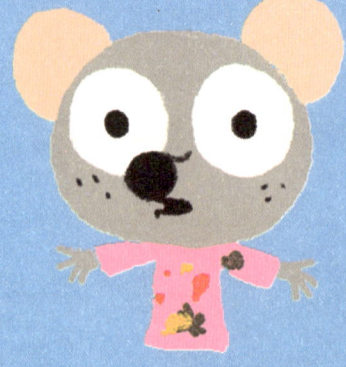

4 把蛋糕分给小伙伴们尝一尝,别告诉大家它是无糖的。

无糖蛋糕配方

姓名：

配料：

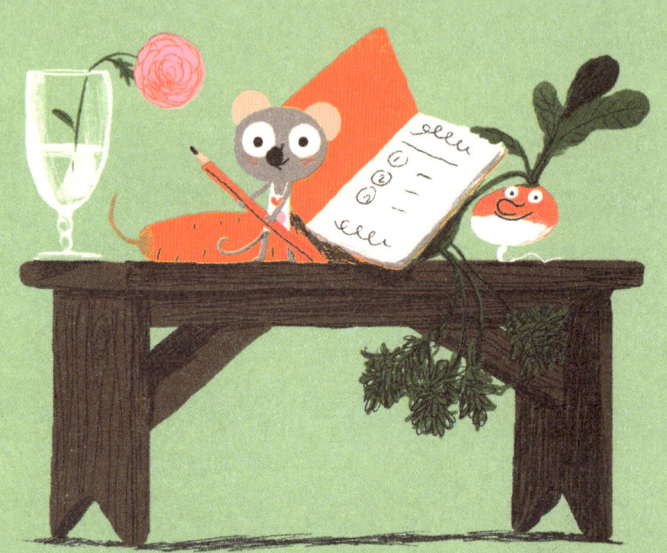

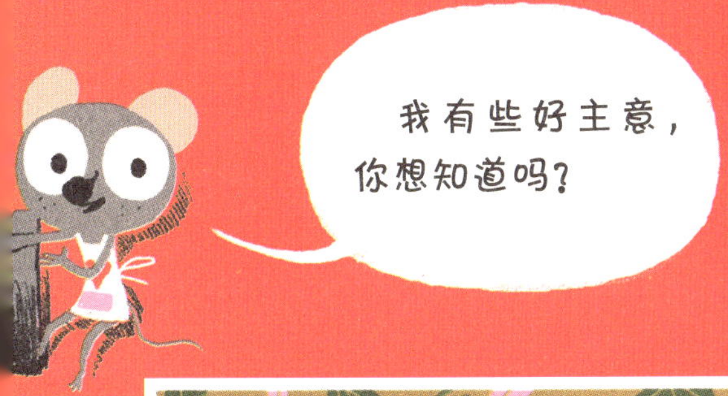

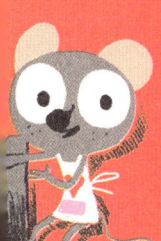

我有些好主意，你想知道吗？

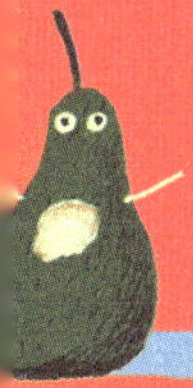

可以代替糖的食物

蜂蜜、
奶酪、
杏仁粉、
可可粉、
胡萝卜……

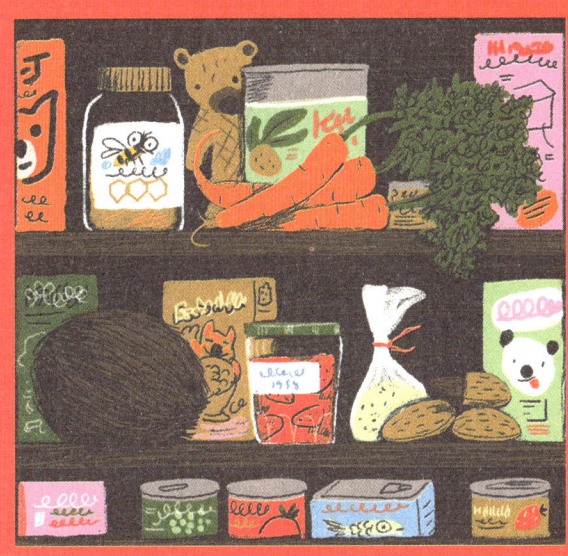

算算你吃了多少糖

你吃糖不多吗？算算你的摄糖量吧。

尽管你吃糖块很少，但你可能食用了大量的糖却不知道。小孩一天最多摄入十块糖，如果吃得过多，会对身体不好。很多欧洲的宝宝每天要食用三十多块糖，你呢？

算一算，你每天食用的糖：

1 杯苏打水
1 碗谷物
1 块口香糖
1 块巧克力
1 瓶果味酸奶

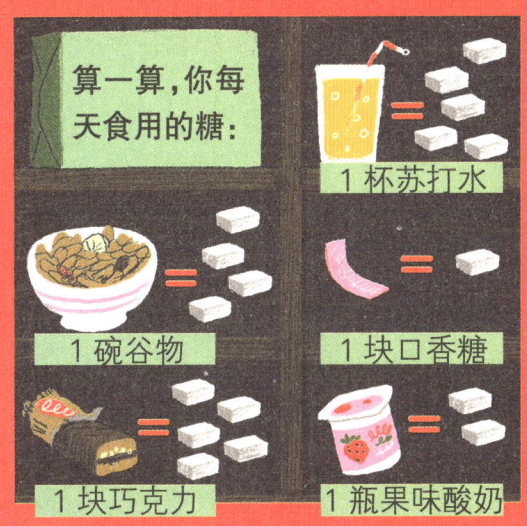

制作糖果

快来学习怎么制作糖果,然后自己试着做一些吧!

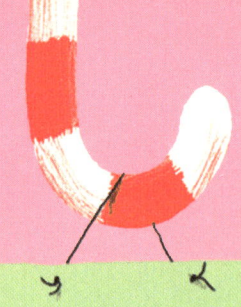

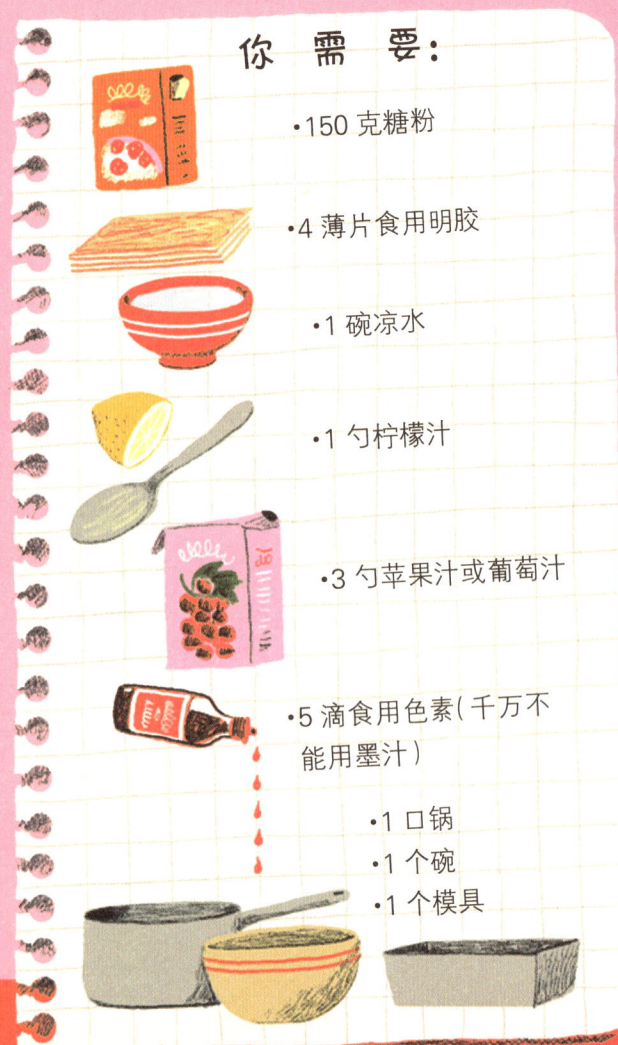

你需要:

- 150 克糖粉
- 4 薄片食用明胶
- 1 碗凉水
- 1 勺柠檬汁
- 3 勺苹果汁或葡萄汁
- 5 滴食用色素(千万不能用墨汁)
- 1 口锅
- 1 个碗
- 1 个模具

来玩玩看吧!

开始制作糖果!

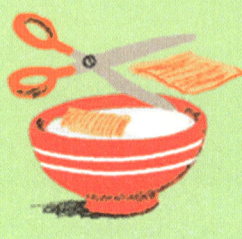 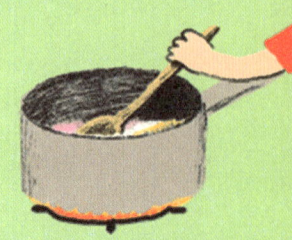

1. 把食用明胶分成两段,放在水中浸泡数分钟至软化。

2. 往锅中倒入 75 克糖粉,再倒入柠檬汁、苹果汁(或葡萄汁)、食用色素,用木勺搅拌至溶化。

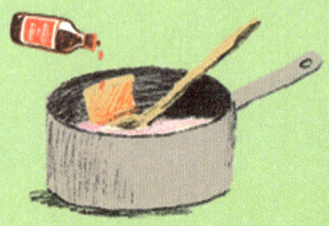

3. 把软化的明胶放进锅中,搅拌使锅中物混合成糖糊。

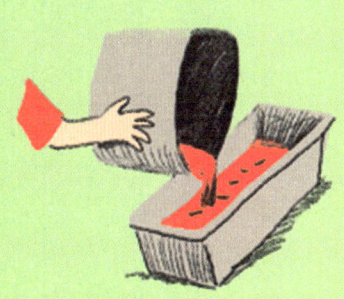
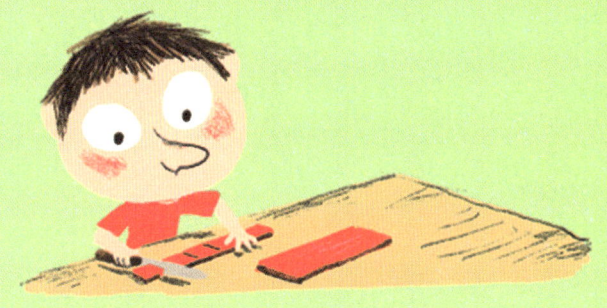

4 把糖糊倒入模具中,然后放入冰箱冷藏两小时,待糖凝固后取出。

5 用刀子将糖切成小块,并用糖纸包上。

糖果配方 1

姓名:

配料:

糖果配方 2

姓名:

配料:

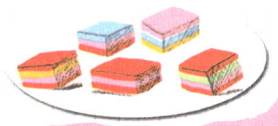

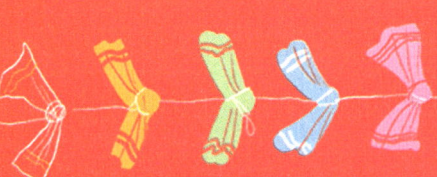
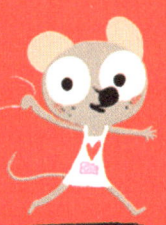

给这些糖果起个名字,并请小伙伴们尝尝吧!

米洛制作的糖果

水果糖
制作原料：石榴汁、薄荷汁、蜂蜜或槭糖浆。

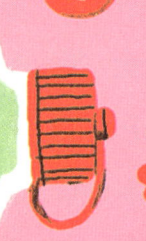

星星糖
用不同形状的小模具制作。

雪花糖
把糖放进杏仁粉或椰蓉中裹一下。

恶作剧糖
把薄荷味的糖块染成红色，或者把草莓味的糖块染成绿色。

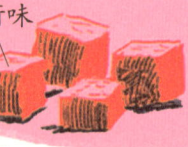

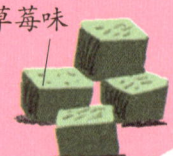

薄荷味　草莓味

彩虹糖
做几层不同味道的糖。将不同味道的糖汁冷藏十五分钟后分别叠加。

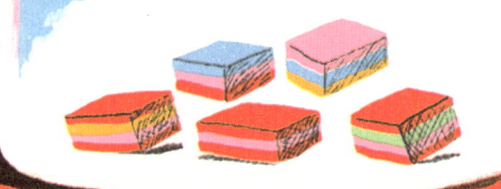

该你发明啦！

你知道怎么制作糖果了吗？
像米洛一样，创建新的配方吧！别忘记给你的糖果起个名字，并将你的配方记录下来。新鲜的糖果，要尽快食用完哟！

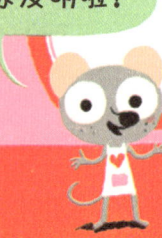

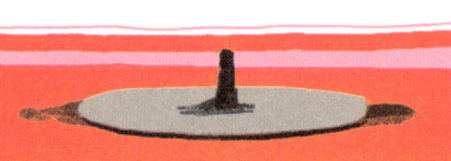

大挑战：在黑暗中品尝美食！

你想和家人或朋友体验一次难忘的美食之旅吗？
那就赶快行动吧！
和大家一起进行一次品尝美食的活动，
不过，是在黑暗中。

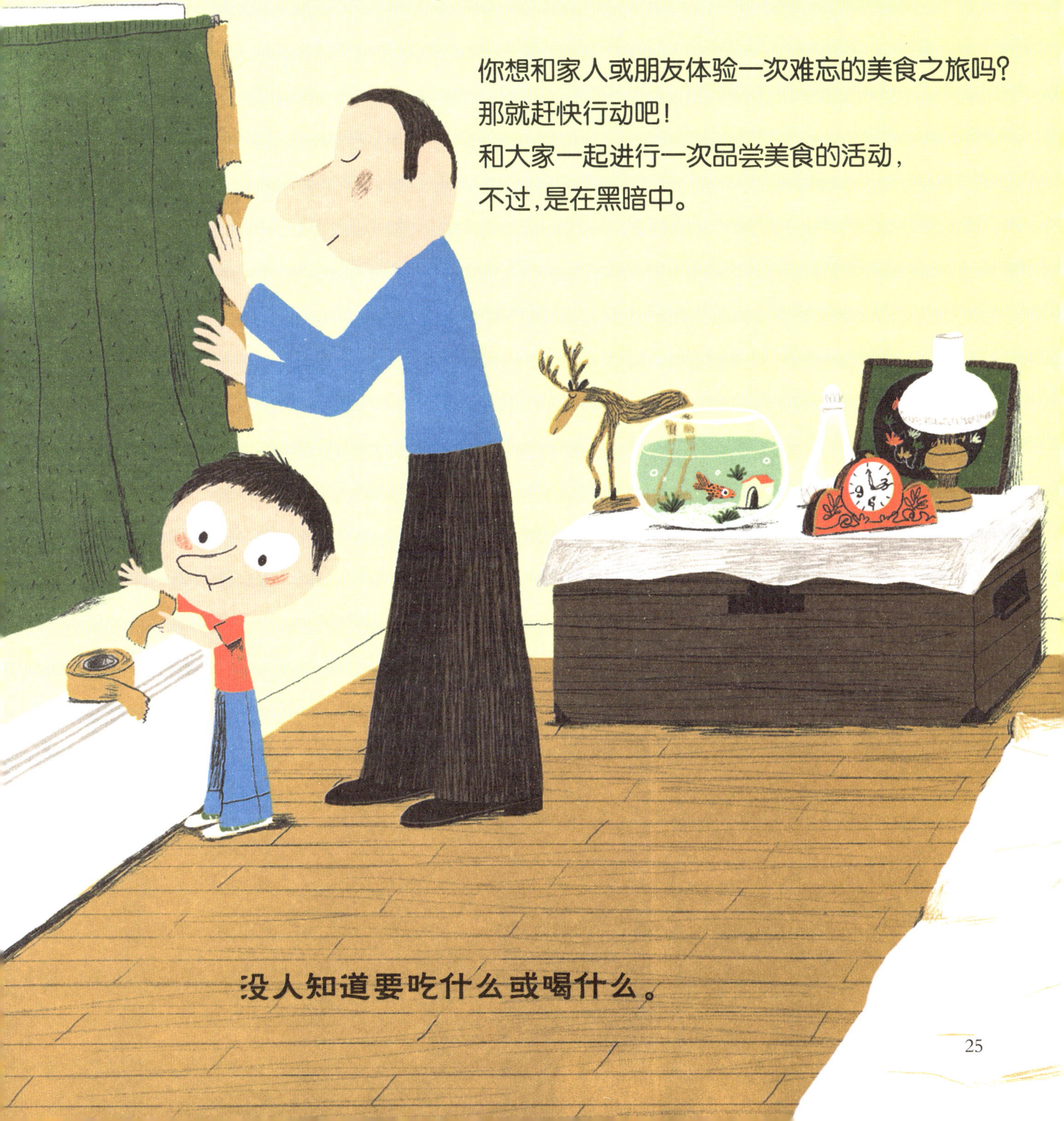

没人知道要吃什么或喝什么。

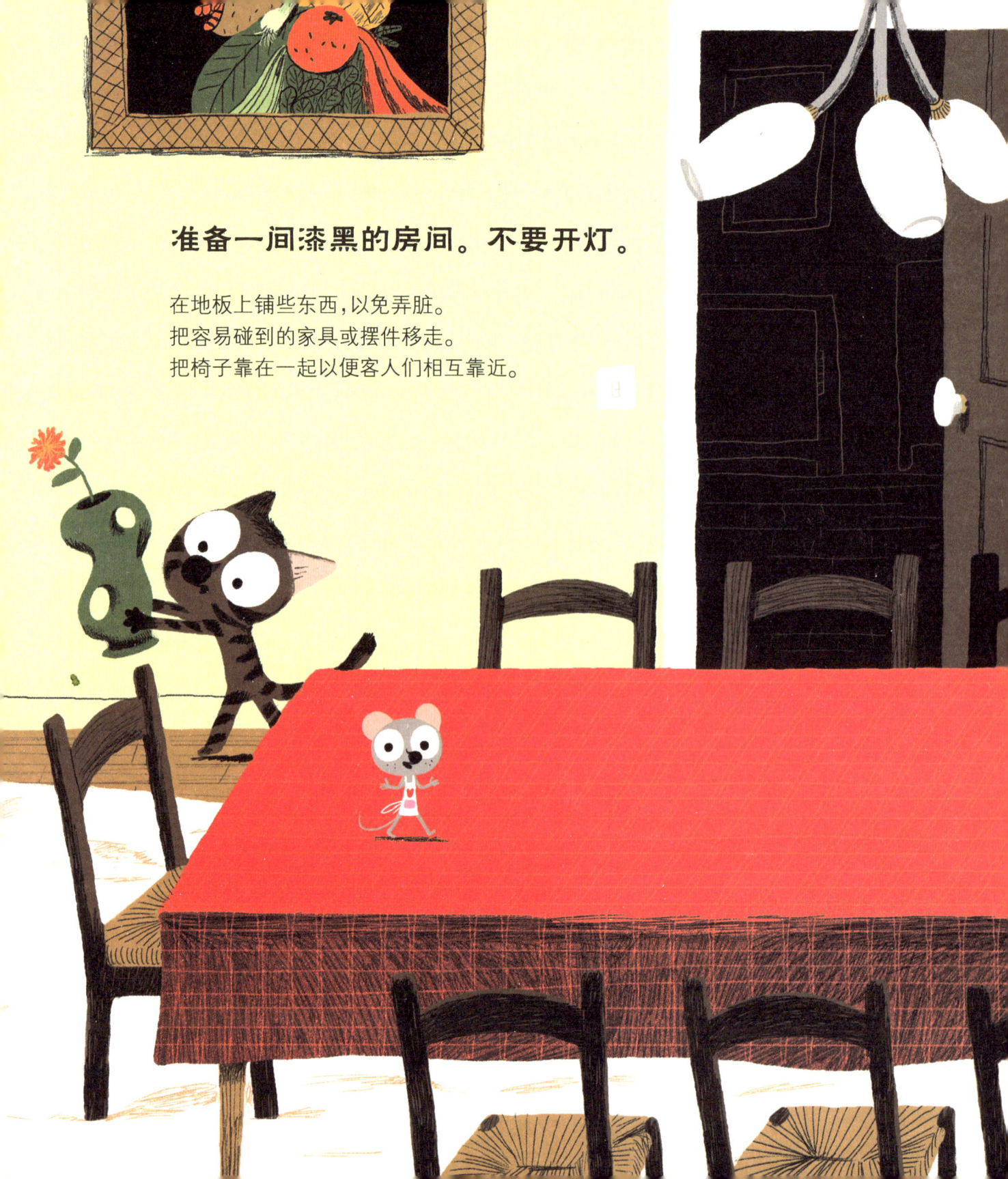

准备一间漆黑的房间。不要开灯。

在地板上铺些东西,以免弄脏。
把容易碰到的家具或摆件移走。
把椅子靠在一起以便客人们相互靠近。

准备一场美食品尝宴，把所有食物放在桌上。

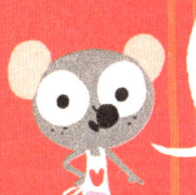

看，我准备了一根香蕉、一颗草莓，并配上了干酪。

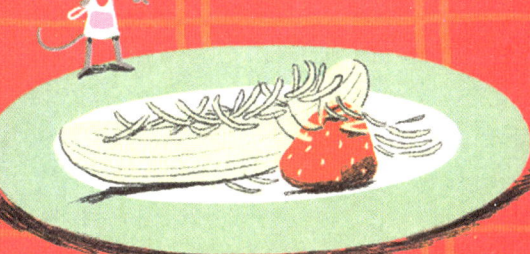

我准备了一大碗番茄味薯片！

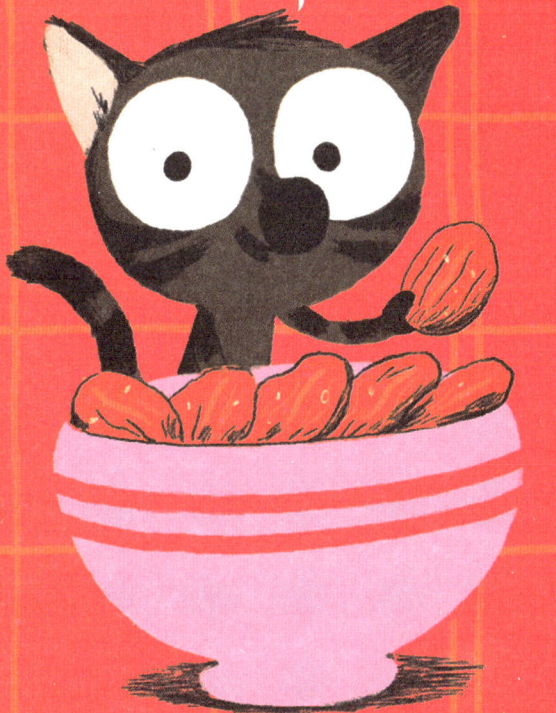

你需要：

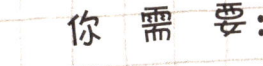
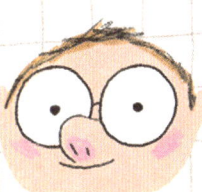

- 每人1个盘子，盘中摆好切成小块的不同食物

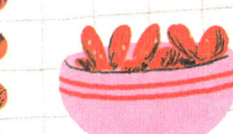 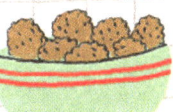 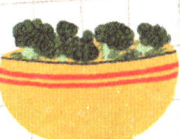

- 给大家惊喜的几样食物

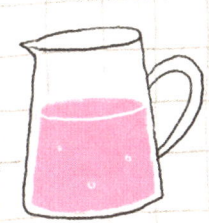 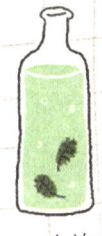 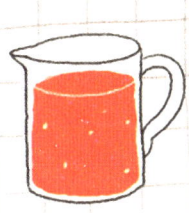

- 冷饮

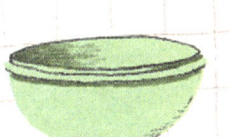 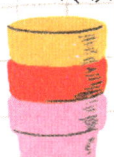 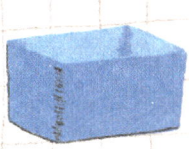

- 不用热菜，也不用易碎餐具

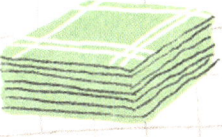

- 纸巾

一定要选择美味的食物哟！

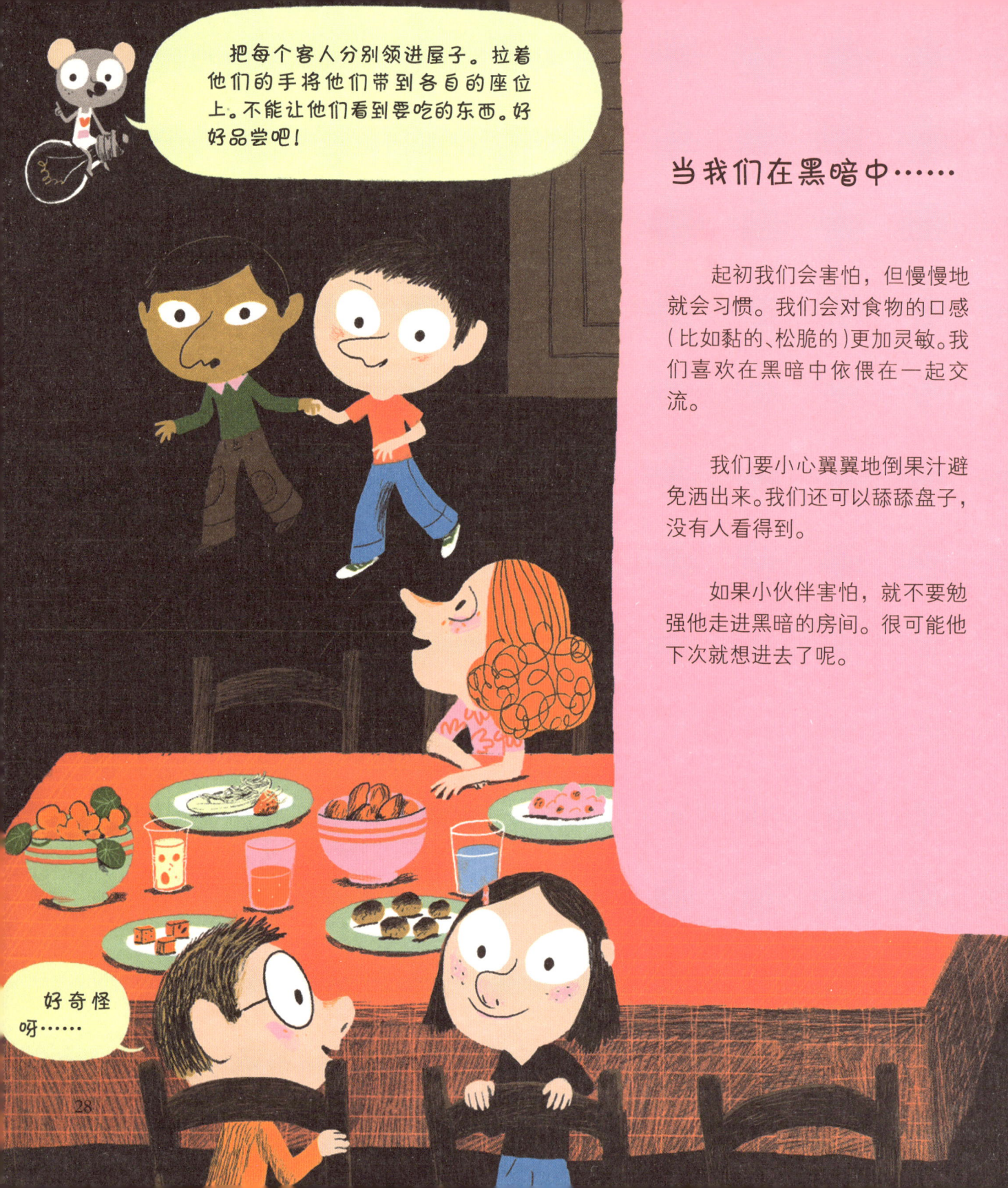

当我们在黑暗中……

起初我们会害怕,但慢慢地就会习惯。我们会对食物的口感(比如黏的、松脆的)更加灵敏。我们喜欢在黑暗中依偎在一起交流。

我们要小心翼翼地倒果汁避免洒出来。我们还可以舔舔盘子,没有人看得到。

如果小伙伴害怕,就不要勉强他走进黑暗的房间。很可能他下次就想进去了呢。

把每个客人分别领进屋子。拉着他们的手将他们带到各自的座位上。不能让他们看到要吃的东西。好好品尝吧!

好奇怪呀……

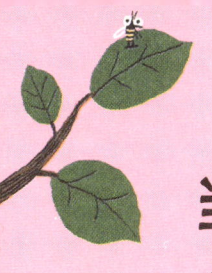
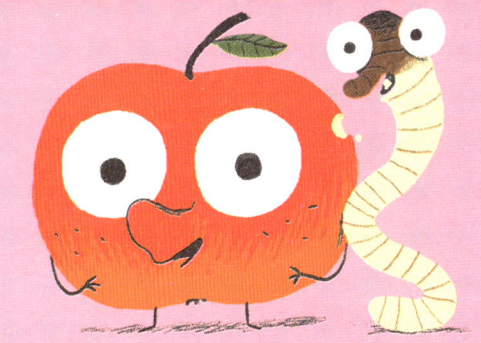

当你吃东西的时候会发生什么？

咔嚓！你啃了一口苹果。

嗯！这是苹果味，当然了。

但你知道吗？你是通过鼻子才认识这种味道的。

用舌头你能品出什么味道？

你的舌头会分辨出四种味道：酸、甜、苦、咸。

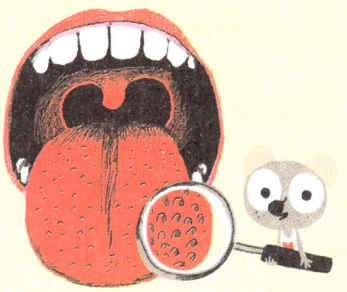

用放大镜靠近舌头观察一下。你看到小突起了吗？这些是菌状乳头。菌状乳头中含有细小的味蕾，它们非常小，用放大镜都观察不到。但正是由于它们，我们才能分辨出这四种味道。

为什么你可以通过鼻子识别出味道呢？

当你咬苹果时，你的舌头会识别出甜味，但它有可能会把水果的甜味和洋葱的甜味混淆。

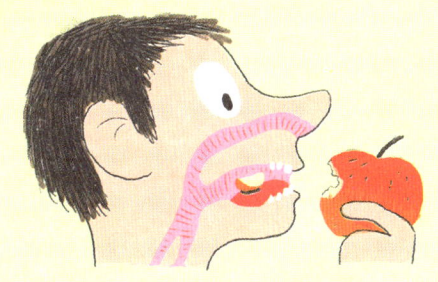

幸运的是，尽管闭着嘴嚼苹果，苹果的气味也会传送到鼻子里。这时，舌头和鼻子会一起确认：这是苹果！

开始了！给你的肌肉吃点儿苹果吧！

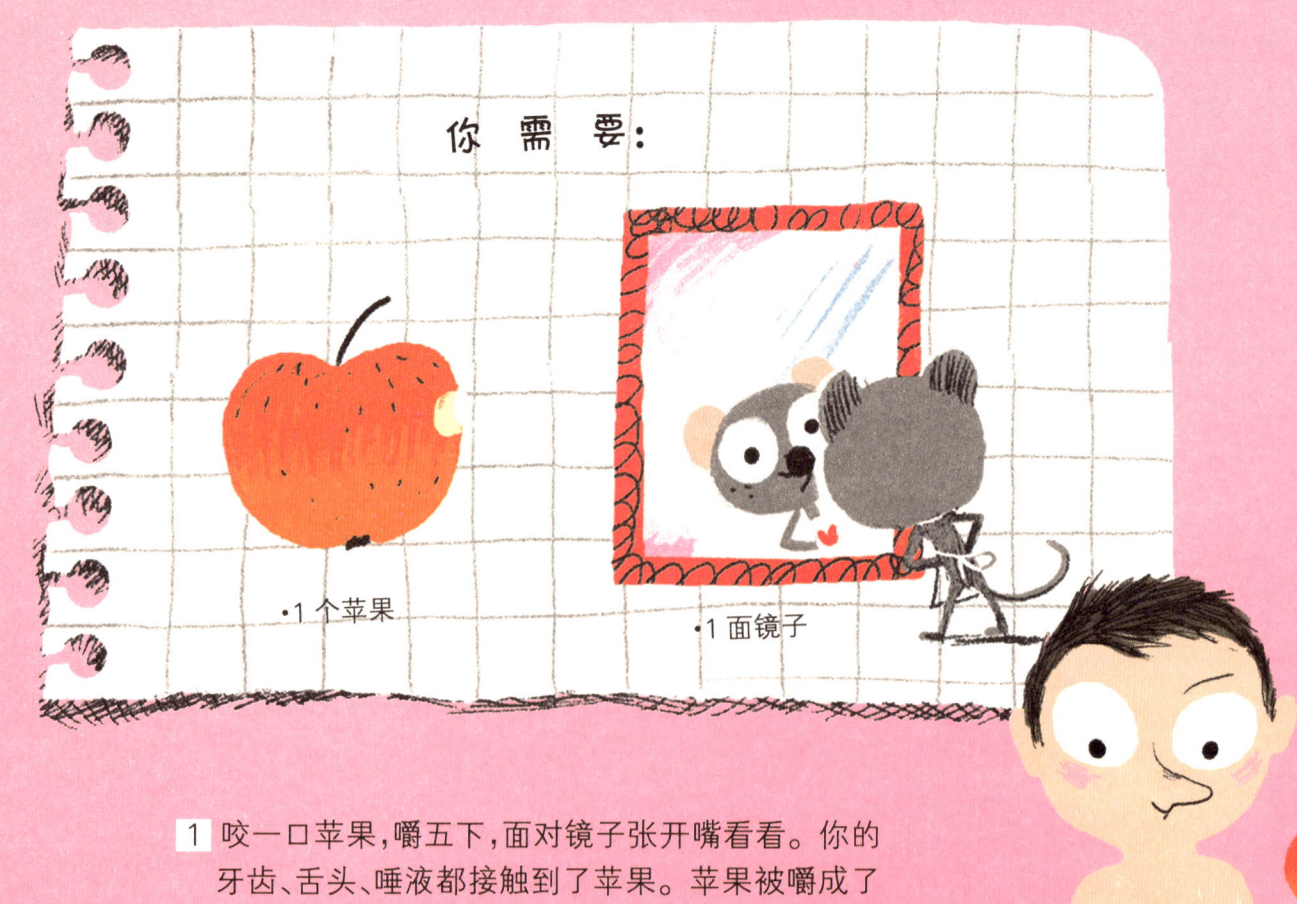

- 1个苹果
- 1面镜子

1 咬一口苹果，嚼五下，面对镜子张开嘴看看。你的牙齿、舌头、唾液都接触到了苹果。苹果被嚼成了小块，但还是不能直接作为肌肉的食物。

2 继续嚼，然后咽下去。这时你什么都看不见了，但是在你的肚子里，复杂的消化过程正在进行。你的身体需要好几个小时来消化苹果。当然，这些都是自动完成的，这期间你可以四处玩耍，睡一会儿或者是读读书。

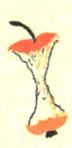

苹果是怎么在体内消失的呢？

当你饿了，你感觉是肚子想吃东西了。但实际上，你的脚趾、臀部等身体部位都需要食物补充能量。你的臀部和脚趾当然不能跑到嘴里去抢苹果吃了！为了给它们补充营养，苹果需要被分解为微粒运送到各个部位。这就需要身体内流淌的血液来完成啦！

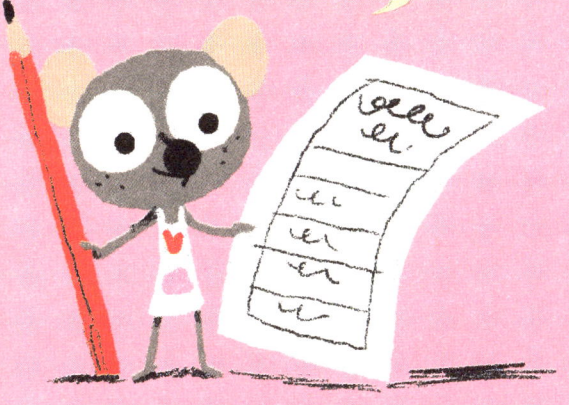

苹果只在嘴里待了一会儿，接下来会花二十个小时左右穿越胃和肠道。它的形态会发生改变，大部分会通过血液补充肌肉的营养，剩下的一小部分会在你上厕所时被排出体外。

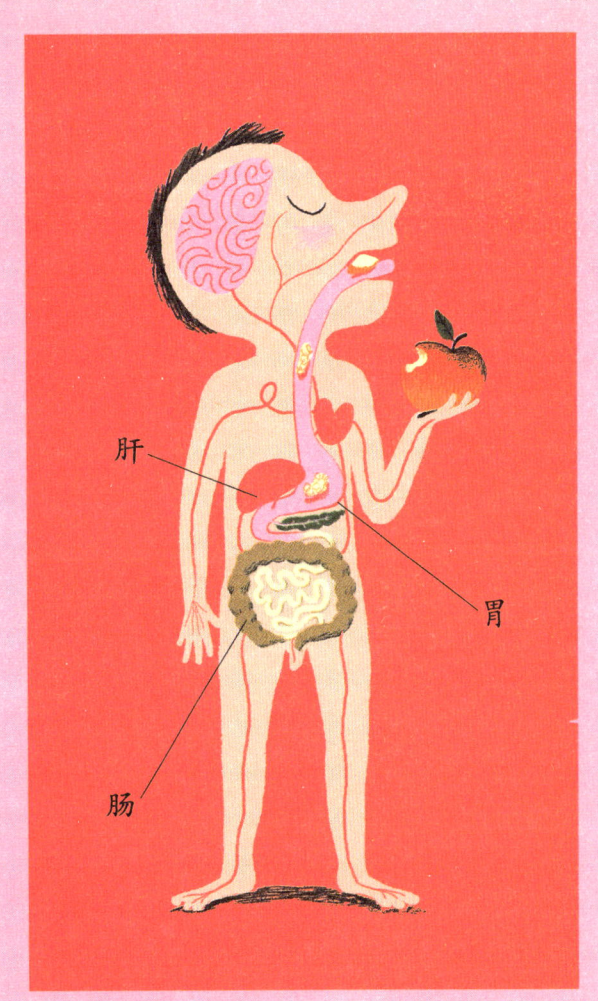

肝

胃

肠

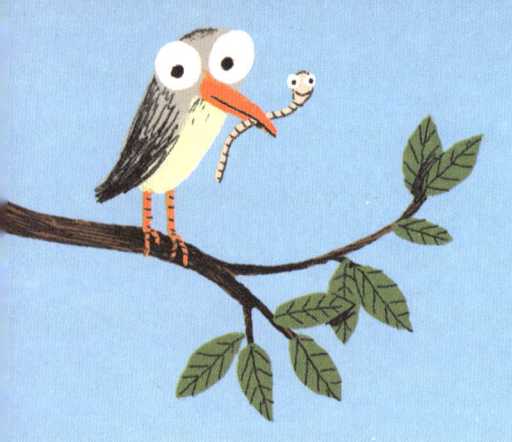

如果你绝食

如果你什么都不吃,会发生什么呢?
试着几个小时不进食,观察一下你的身体会怎么样。

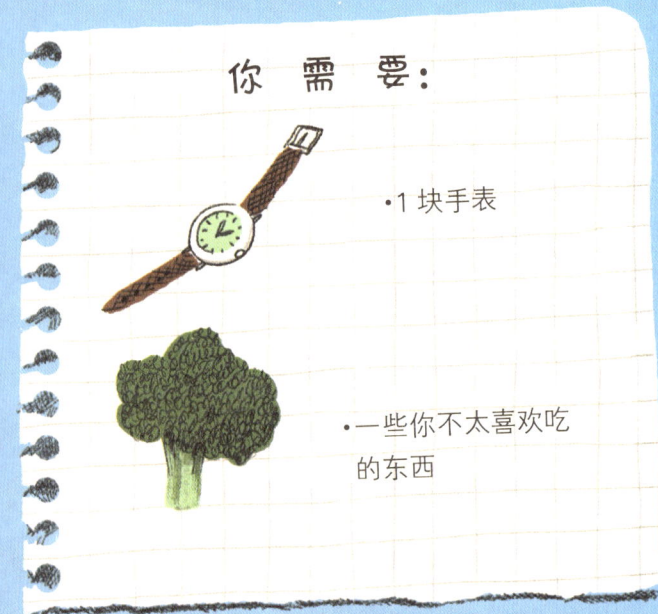

你需要:
- 1 块手表
- 一些你不太喜欢吃的东西

来玩玩看吧!

吃完一餐后两三个小时,你开始饿了。尽管很饿,也再坚持二十分钟不吃也不喝。你会有什么感觉呢?像米洛一样,还是像它的朋友一样?

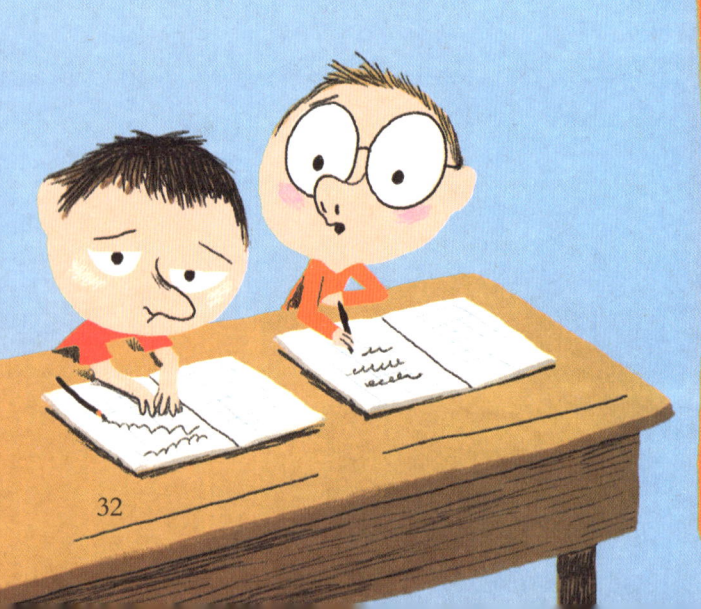

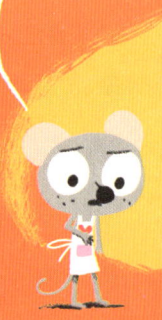

我的腿都软了,很想发脾气,肚子咕噜咕噜叫,这种感觉太不好了。

我精神焕发,我要翻一百个正面筋斗,一百个反面筋斗,米洛你和我一起来吧!

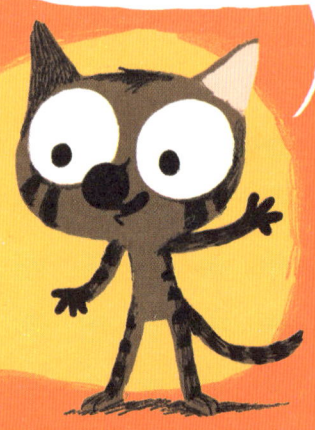

如果你感觉和米洛一样,说明你真是饿坏了,你的身体在告诉你需要补充能量了。是时候好好吃一顿了。试着吃点儿你平时不太爱吃的食物,是不是感觉它的味道好了很多呢?

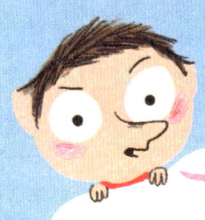

如果我们什么都不吃……

我们可以通过喝水维持很久,但体质会变差。

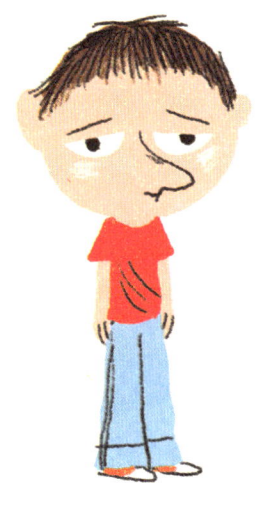

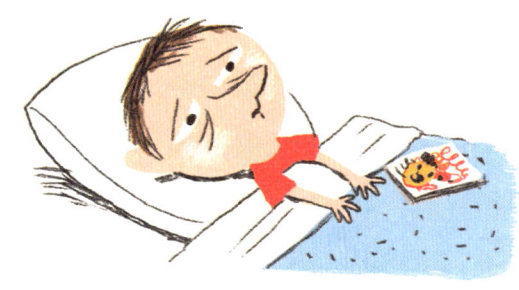

• 两三天后,我们就不会感觉饿了,但是会变瘦。

• 十五天后,我们会感觉特别累,牙龈出血,浑身疼痛,我们会晕倒。

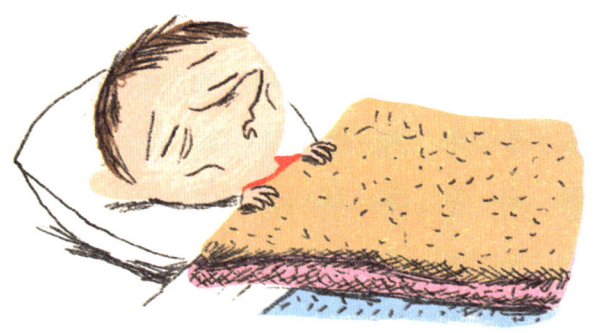

• 四十天后,我们会感觉浑身发冷,肚子疼,眼睛失明,我们恐怕就要死了。

如果我们不好好吃饭……

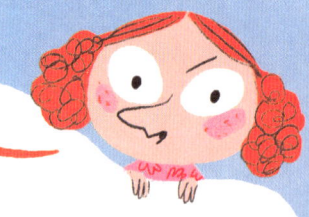

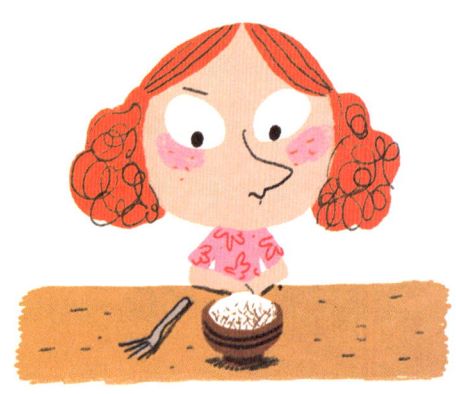

- 如果我们每天只吃一碗米饭,不吃鸡蛋、肉、蔬菜、水果……

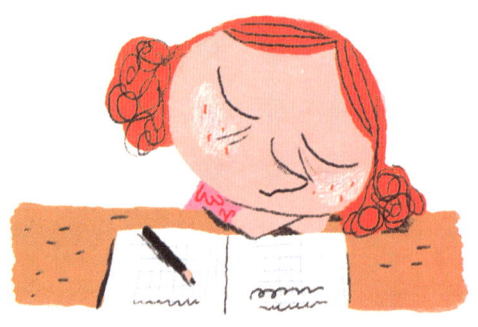

- 我们会变瘦,经常生病,不怎么长个子,上课会没精打采,甚至睡着。

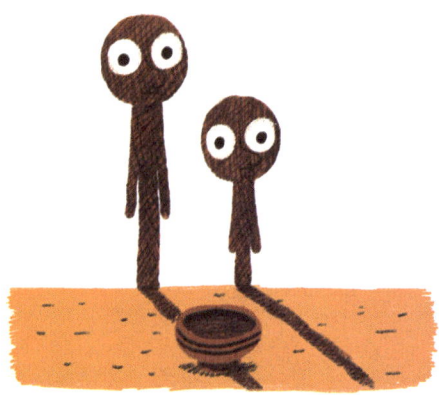

- 不幸的是,世界上确实有很多小朋友每天只吃一碗米饭。

什么都可以吃吗？

当然不是了，你不能吃盘子呀！
事实上，人类可以吃很多种不同的东西而不生病。
不同地域的人的习惯和口味不同，
吃的食物也不尽相同。

毛毛虫可以吃吗？

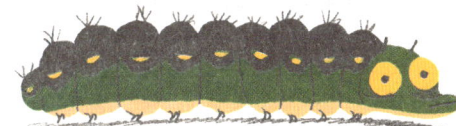

可以的，在南美洲和非洲，一些毛毛虫营养丰富，是可以被食用的。你想尝尝吗？

兔肉可以吃吗？

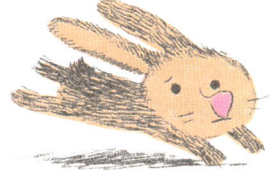

可以的，兔肉可以吃。在法国，人们吃兔肉。但在英国和美国，兔肉很少被食用，人们也很少吃狗肉。

狗肉可以吃吗？

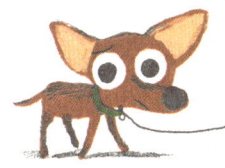

可以的，狗肉也可以吃。在战争期间，狗肉被法国士兵用来充饥。亚洲有些国家的人吃狗肉，但在欧洲通常是禁止的。

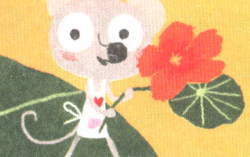

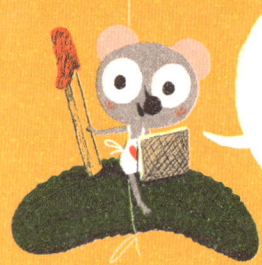

> 我喜欢吃腌小黄瓜、薯条蘸番茄酱、奶酪皮！

土豆可以吃吗？

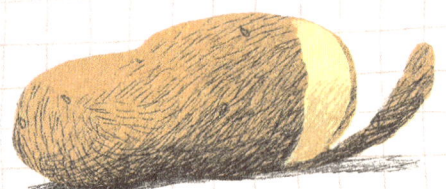

这要看什么情况了。生吃土豆可能会生病。土豆一定要煮熟才可以吃。

血可以吃吗？

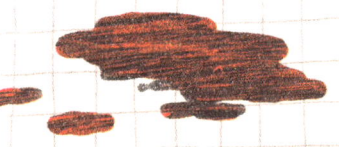

可以，血可以吃，有些被饮用，也有些被加工成血肠。但是，有些人不喜欢这种味道。

花生可以吃吗？

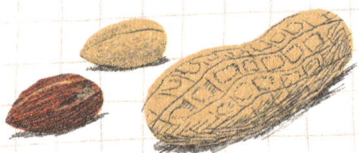

可以，花生可以吃。可是有些人对花生过敏，吃了可能会窒息。

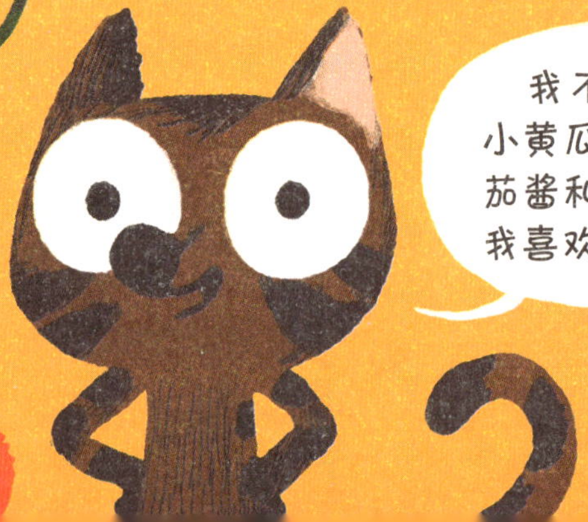

草可以吃吗？

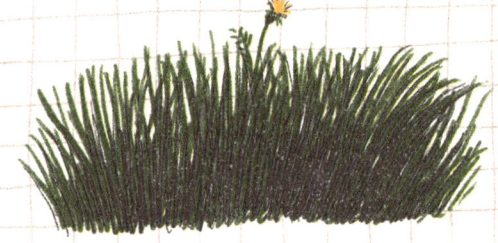

人类一般不吃草，但牛和羊却认为草是美味的食物。

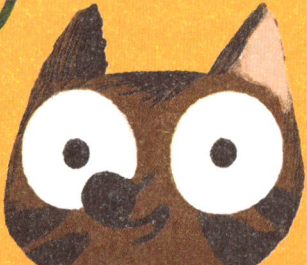

> 我不喜欢吃腌小黄瓜、薯条蘸番茄酱和奶酪皮，但我喜欢吃米洛！

动物怎么选择它们的食物？

马和虫子的食物不一样，每种动物都有自己的习惯和需要。

狐狸

狐狸是杂食动物，差不多什么都吃。它吃水果，比如樱桃、苹果、桑葚等；也吃一些小动物，比如老鼠、青蛙等。有时，它会去垃圾桶翻找或去人们野餐的草地溜达，没准儿剩下的三明治也会成为它的饭菜！

大食蚁兽

它的美食是什么呢？蚂蚁或白蚁。它不吃别的食物。它的大爪子能抓翻蚂蚁穴和白蚁穴，并把沾满口水的舌头伸进去。当舌头出来时，几百只蚂蚁或白蚁会沾在上面。它能一口吞下五百只呢。

蚊子

它会饮用果汁或者花的露水。那为什么它还咬我们人类呢？其实只有雌蚊子叮人，因为它需要血液来产卵。通常，饱餐三天后，雌蚊子就要产卵了。然后，每隔两三天，它会再饱餐一顿。

老鼠

老鼠吃了毒药会很危险，因为它不会呕吐。但老鼠非常精明，当鼠窝里有一种新奇的食物时，会由一只老鼠先试吃。其他老鼠等这只老鼠吃完，观察它没事才接着吃。当发现有毒的食物时，老鼠会在上面小便，以告诉其他同类不要靠近。

科学小故事

猎豹糟糕的一天

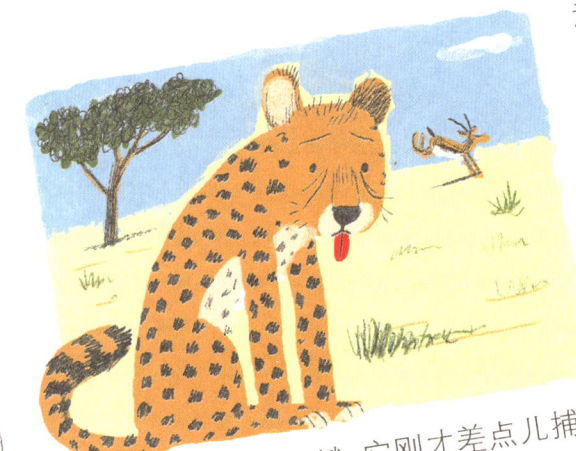

猎豹非常饿,它刚才差点儿捕获一只小羚羊,但羚羊还是跑了。猎豹可以说是短跑冠军,但它很容易疲惫。如果二三十秒内捕捉不到猎物,它就会放弃。它都跑热了!

白蚁巢旁有一只野兔,它蹦啊蹦啊,跑呀跑呀,结果还是被猎豹抓住了。猎豹感觉精疲力竭,它需要睡一会儿养精蓄锐。

这时候一只狮子慢慢靠近,想偷走野兔。猎豹还没反应过来,刚想咬住野兔,野兔就被狮子抢走了。今晚它又要饿着肚子睡觉了。

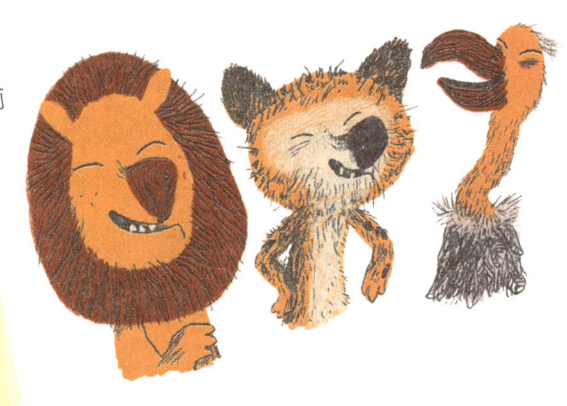

这不是第一次了!它捕获猎物时跑得太快,消耗了太多体力,每次奔跑后都要休息二十分钟左右。因此,它的猎物经常会被狮子、土狼或秃鹫偷走。

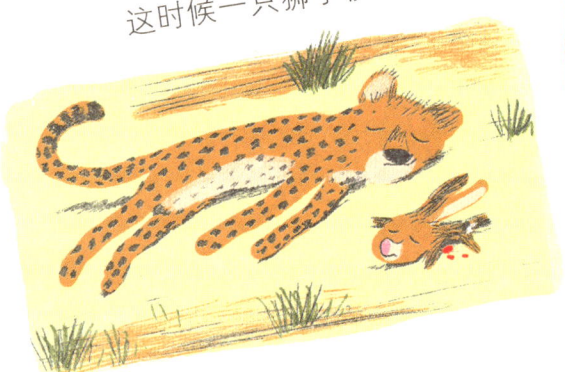

你已经完成书中的实验了吗?

这些实验都很神奇吧?
没错,而且它们都蕴含着大道理!

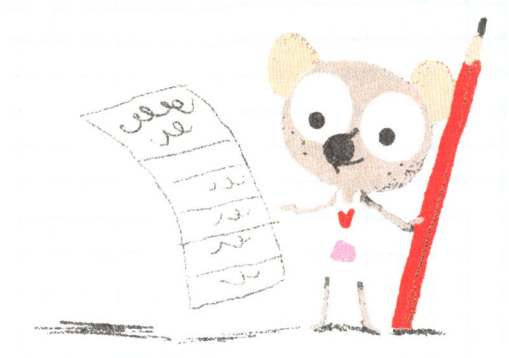

通过咬苹果并观察苹果消化的过程,你研究了生物学。

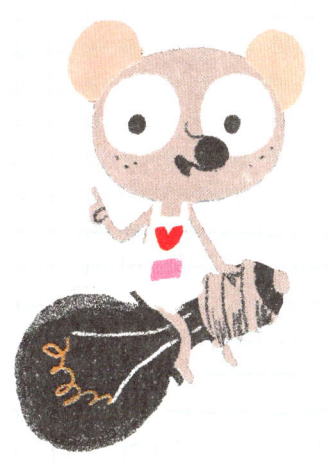

通过做糖果,你在厨房进行了小实验。

然而，品尝我们不知道的食物不是件容易的事！你带着畏惧，像小探险家一样挑战未知的事物。如果你品尝了不同以往的食物，那你就学会了自己选择和比较。

如果你心里有成千上万个问题，
如果你想做新的实验，并想找出这些问题的答案，
那么，你就是小小科学家！
快来探索世界的奥秘吧！

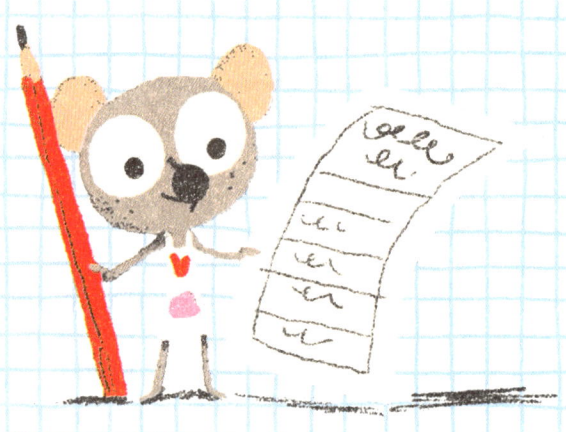